AF495977

CONSIDÉRATIONS

SUR L'AFFAISSEMENT

DES

PAROIS DE LA TRACHÉE

APRÈS LA SECTION DE CET ORGANE

DANS

L'OPÉRATION DE LA TRACHÉOTOMIE

PAR LE

Dr AUGUSTE GIROD

D'ANNECY

<div align="center">~~~~~~~~</div>

CE MÉMOIRE A ÉTÉ PRÉSENTÉ A L'ACADÉMIE DE MÉDECINE DE PARIS,
EN SÉANCE, LE 2 JANVIER 1877

(Commissaires : MM. BARTH, ROGER
et MOUTAD-MARTIN.)

<div align="center">~~~~~~~</div>

SE VEND

CHEZ ASSELIN JEUNE

Place de l'École de Médecine,

PARIS

—

1877

Annecy. — Typ. Dépollier et Cie.

CONSIDÉRATIONS

SUR L'AFFAISSEMENT DES PAROIS DE LA TRACHÉE

APRÈS LA SECTION DE CET ORGANE DANS

L'OPÉRATION DE LA TRACHÉOTOMIE

1re Section de la Trachée.

La physiologie nous apprend que les cerceaux de la trachée sont destinés à maintenir le calibre de cet organe pendant l'inspiration; de là on peut tirer la conclusion que toute section des cartilages doit déterminer un affaissement de la trachée pendant l'inspiration. Cet affaissement sera plus considérable pour une section antérieure que pour une section latérale ou postérieure. La structure de la trachée nous explique cette différence.

Par la trachéotomie on incise le cartilage en avant, c'est-à-dire dans l'endroit le plus favorable à l'affaissement de la trachée; c'est pourquoi, aussitôt que la section est faite, l'inspiration devient très-difficile. On peut s'assurer de ce fait, en faisant la trachéotomie sur des animaux. Je l'ai faite plusieurs fois sur des lapins, et j'ai observé que, aussitôt après l'incision de la trachée, la respiration devenait fréquente et pénible ; l'animal, abandonné à lui-même, faisait entendre quelquefois un bruit de carnage ; j'ai même observé de la suffocation. Quand on écarte les tissus, on voit manifestement les parois de la trachée s'affaisser au niveau de la section pendant l'inspiration. Si l'incision est droite et petite, elle ne détermine presque pas d'asphyxie ; en voici, je crois, le motif : supposons qu'on n'ait coupé qu'un cartilage ; les tissus fibreux qui adhèrent à ce dernier, adhèrent également aux deux cartilages voisins et ceux-ci empêchent l'affaissement en maintenant en l'air le cartilage sectionné. Mais après vingt-quatre heures, ces tissus fibreux sont déjà un peu allongés et il y a un peu d'affaissement. Ainsi, les accidents asphyxiques sont en rapport avec le nombre des cartilages sectionnés.

Ces accidents sont surtout très-marqués quand la section est irrégulière ; ils sont plus considérables chez les jeunes sujets que chez les individus plus âgés, parce que chez ces derniers les tissus fibreux de la trachée sont plus résistants, ils s'opposent à l'affaissement. Il m'a paru que ces accidents étaient plus marqués quand la tête était fléchie, parce qu'alors les tissus fibreux étant relâché, maintiennent moins facilement les cartilages ; ces accidents sont aussi plus marqués chez l'homme que chez les animaux, parce que le premier a les organes respiratoires relativement moins développés.

Chez l'enfant, aussitôt que la trachée est ouverte, la suffocation est très-grande ; les efforts de l'inspiration diminuent la pression de l'air dans la trachée et augmentent l'affaissement ; cet affaissement, à son tour, empêche l'inspiration ; de là résulte une suffocation qui pourrait être rapidement mortelle si on n'y portait remède. A l'autopsie, on ne constate rien parce que les cartilages ont repris leur position naturelle.

On a attribué ces accidents à l'entrée du sang dans la trachée ; je crois que l'hémorrhagie peut bien aggraver les accidents asphyxiques, mais seule elle ne peut les expliquer dans la plupart des cas. En opérant lentement sur des lapins, nous avons évité l'entrée du sang dans les voies respiratoires, et malgré cela nous avons constaté des symptômes d'asphyxie. Dans la pratique, si l'asphyxie était due à l'hémorrhagie, le malade ne pourrait se remettre que lentement et en expectorant beaucoup de sang, ce qui n'arrive pas habituellement.

2° Introduction de la canule.

Pour éviter les accidents asphyxiques dont je viens de parler, on introduit dans la trachée une canule qui maintient écartés les bords de la plaie et les cartilages. Aussitôt après cette introduction, il y a une amélioration complète, instantanée; la respiration se fait facilement et l'hémorrhagie s'arrête. Malheureusement, cette introduction est quelquefois très-difficile, elle peut exiger des tâtonnements; et cependant il importe d'agir avec célérité, surtout quand on opère un malade atteint du croup. Il y a, dans ce dernier cas, un état général d'autant plus grave que l'asphyxie est plus avancée; la suffocation qui arrive après l'ouverture de la trachée est très-préjudiciable au malade. Si on tarde à introduire la canule, le malade s'agite, l'opérateur ne peut dominer son émotion, l'air mêlé d'un peu de sang sort bruyamment de la trachée, la suffocation augmente; nous avons vu la mort arriver rapidement dans ces circonstances; d'autres personnes ont observé la même chose.

3° Ablation de la canule.

Après l'introduction de la canule, il se développe autour de la plaie une légère inflammation qui agglutine les tissus et les rend plus rigides. Cette rigidité est déjà suffisante après vingt-quatre heures pour permettre d'enlever la canule sans que la respiration soit gênée ; mais on comprend qu'une contrariété, une toux ou tout autre cause, puisse amener une forte inspiration qui triomphera de cette rigidité, décollera les cartilages et ramènera la suffocation. Cet accident est assez fréquent chez les malades trachéotomisés, quand arrive le moment d'enlever la canule ; il peut se produire même quand la plaie extérieure est déjà cicatrisée, les cartilages n'étant pas encore soudés, et la mort ne tarde pas à arriver si l'on ne remet immédiatement l'instrument. On est quelquefois obligé de laisser longtemps la canule dans la plaie parce que les accès de suffocation se répètent chaque fois qu'on essaye de l'enlever.

M. Saïnné a étudié, dans son traité de la diphthérie, les accidents dont je viens de parler. Voici textuellement ses paroles :

« *Altérations des muscles.*—Les lésions des muscles laryngiens et particulièrement des thyro-aryténoïdiens ont probablement une grande importance causale dans les retards de l'ablation de la canule. Les fonctions du larynx compromises par la parésie des muscles se font incomplètement. Ces altérations musculaires n'étant pas rares, il est légitime, lorsqu'on ne trouve pas d'autres explications, de leur attribuer les accès de dyspnée, le ronflement, ou le sifflement qui surviennent au moment où l'on veut ôter la canule...

« *Paralysie des muscles.* — ...En vertu de ces données, lorsqu'un opéré de trachéotomie, atteint en même temps de paralysie diphthéritique, ne peut être séparé de sa canule, les accidents laryngiens peuvent être mis sur le compte de la paralysie, quand on ne trouve pour les expliquer, ni état spasmodique, ni lésion organique...

« *Etat spasmodique ou moral.* L'opéré est arrivé à un état de santé satisfaisant sous tous les rapports ; la voix est claire, l'air passe librement par le larynx, aucune lésion ne peut être soupçonnée, les fausses membranes ne se reproduisent plus, il n'y a pas de paralysie, l'état général est excellent, et cependant l'enfant ne peut rester sans canule. Habitué à cet auxiliaire, il refuse de s'en séparer; il lui semble que la respiration est impossible sans ce concours; il refuse absolument d'essayer ses propres forces. Dès qu'on lui ôte la canule, il s'agite, se débat, son visage exprime la terreur ou la colère; la respiration qui, dans les premiers instants, se faisait librement, s'embarrasse; la suffocation ne tarde pas. On en est réduit à réintégrer l'instrument au plus vite. »

Il est évident, pour moi, que les accidents décrits ci-dessus sont dus, le plus ordinairement à un affaissement des cartilages sectionnés. Si l'interprétation donnée par M. Sanné, était juste, on pourrait observer ces complications chez les enfants qui guérissent du croup sans trachéotomie, ce qui n'a pas lieu.

Voici le résumé de quelques observations données par les auteurs et dans lesquelles, suivant moi, l'asphyxie a été causée par un affaissement de la trachée :

1° On essaye plusieurs fois d'enlever la canule à un enfant, mais en vain; un jour on l'enlève, six heures après l'enfant se fait mal en jouant, ce qui le fait crier et détermine un accès de suffocation mortel (*Gaz. hebd.* 1862, Blachez);

2° Un enfant avait une peur extrême de la suffocation et ne pouvait perdre de vue sa canule. La menace d'emporter l'instrument hors de la salle, suffit pour déterminer un violent accès de suffocation (Millard);

3° Un enfant avait une oppression très-intense sans aller jusqu'à l'asphyxie chaque fois qu'on enlevait la canule; on eut de la peine à enlever celle-ci définitivement (Sanné);

4° Un malade de M. Bergeron ne pouvait rester sans canule plus de quelques minutes. Une fois, il put s'en passer pendant un jour et une nuit; mais il eut ensuite un tel accès de suffocation qu'il fallut pratiquer de nouveau la trachéotomie.

M. Roger (13° obs. Archives de médecine, 1859) cite le fait suivant : la plaie se ferme le quatrième jour après l'opération, le sixième jour survient un accès de suffocation mortel. A l'autopsie on ne trouve qu'une ulcération.

Aubrun, Duplessis, Barthez, etc., ont publié des observations de morts brusques pendant la convalescence des malades trachéotomisés à cause du croup. *L'autopsie ne pouvait expliquer la cause de la mort.*

Dans un cas, Trousseau fut obligé de laisser la canule pendant cinq ans.

4° Des suites de la trachéotomie.

Après l'ablation de la canule, la plaie extérieure guérit très-bien et très-rapidement. Cependant les malades conservent pendant longtemps du cornage ou des signes de rétrécissement de la trachée. Quand le ronflement n'existe pas habituellement on peut quelquefois le produire en renversant en arrière la tête du malade. La moindre inflammation des voies respiratoires augmente l'intensité de ces symptômes et produit même de la suffocation. Ces accidents arrivent parce que la plaie interne, c'est-à-dire la section de la trachée, guérit difficilement, et que la guérison est vicieuse; nous avons vu que les efforts d'inspiration allongent les tissus fibreux de la trachée, l'affaissement devient ainsi plus marqué et permanent. Les cartilages forment au niveau de la section un angle en avant et rétrécissent la trachée en ce point. La respiration imprime des mouvements aux fragments de cartilages et empêche la cicatrisation interne de se faire. Dans des autopsies faites plusieurs semaines après l'opération, j'ai trouvé les cartilages affaissés et la plaie de la trachée toujours ouverte.

A une époque plus avancée, j'ai trouvé la plaie de la trachée complètement fermée par du tissu fibreux; ce tissu fibreux se continuait avec celui de la trachée ; à l'intérieur comme à l'extérieur de l'organe, il restait à peine trace de la plaie ; mais les cartilages n'étaient point soudés, et je crois même que la consolidation n'aurait jamais eu lieu parce qu'il n'y avait aucun travail pour l'amener et parce que les extrémités cartilagineuses n'étaient pas en contact ; celles d'un côté correspondaient plus ou moins aux intervalles cartilagineux de l'autre côté. Du reste, le rétrécissement de la trachée persistait, ce qui aurait rendu la consolidation nécessairement vicieuse, si elle eût été possible.

Je n'ai pas encore vu la soudure des cartilages après la trachéotomie, un fait que j'ai rencontré au début de mes expériences, mais que je n'ai pas examiné suffisamment, me fait croire la chose possible. Quoi qu'il en soit, il y a un rétrécissement persistant de la trachée après la trachéotomie. Chez les enfants, cet organe augmentant de dimensions avec l'âge, les troubles disparaissent.

On lit le fait suivant dans l'*Union Médicale*, 1866 : « Longtemps après l'opération, l'enfant s'essoufflait rapidement. Pendant la nuit et après la course, la respiration produisait un ronflement particulier, la voix était rauque de temps en temps. Deux ans et demi plus tard, l'enfant fut repris d'un nouveau croup. — Nouvelle trachéotomie, mais cette fois on ne put mettre qu'avec peine une petite canule. *La trachée était rétrécie.* L'enfant mourut.

5° Considération sur le traitement des opérés de la trachéotomie.

La lecture de ce qui précède fait comprendre la nécessité d'observer pendant et après l'opération, les indications suivantes : 1° maintenir béant l'orifice de la trachée jusqu'à l'introduction de la canule; **2°** faire l'incision aussi petite que possible; **3°** opérer rapidement.

L'emploi du double ténaculum de Laugenbeck nous paraît remplir la première indication, mais il ne remplit pas très-bien les deux autres. C'est ce qui m'a conduit à imaginer un appareil dont voici la disposition :

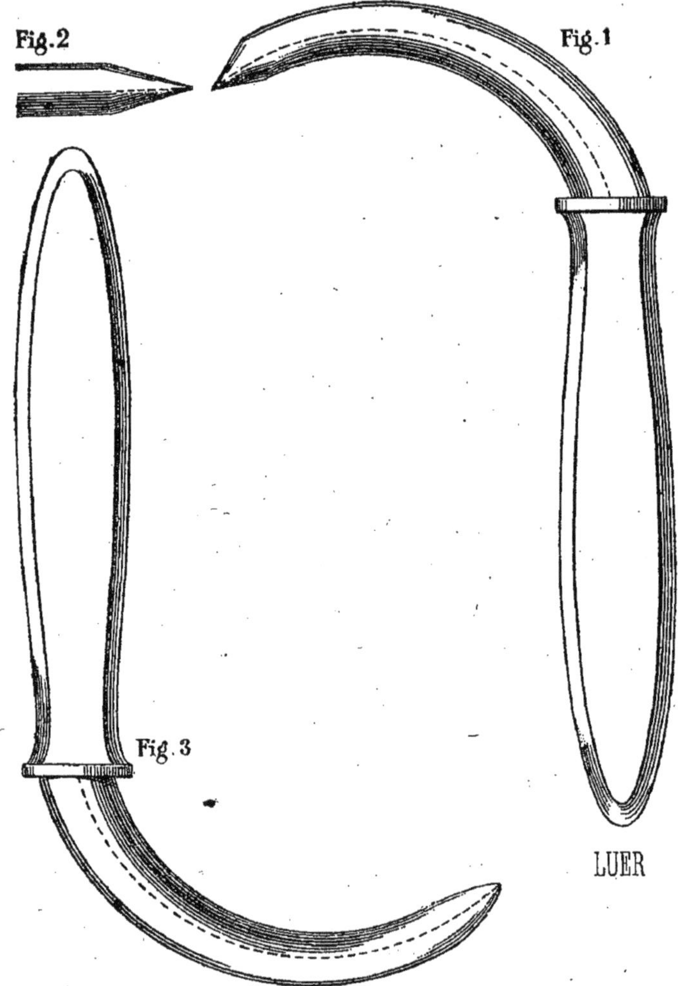

Fig. 1. Trachéotome sans la canule.
Fig. 2. Pointe du trachéotome vue d'en haut.
Fig. 3. Dilatateur.

Dans la canule de Luër, je remplace la canule interne par un poinçon de trocart; l'extrémité a la forme d'une lance, l'un des tranchants est supérieur, l'autre inférieur; la pointe est très-effilée et dirigée un peu en avant, pour ne pas blesser la paroi postérieure de la trachée. On peut appeler cet instrument un *trachéotome*.

Pour faire la trachéotomie, on découvre la trachée avec un bistouri ordinaire, ensuite on la ponctionne avec notre instrument; mais avant d'introduire la canule, il est bon d'agrandir un peu l'incision par en haut, ce qui se fait avec le tranchant supérieur de l'instrument; on pénètre ainsi sans secousses dans la trachée. On peut, dans le même but, se servir d'une canule ayant le bord inférieur un peu plus mince qu'il ne l'est habituellement. Il convient aussi d'imprimer à l'instrument un léger mouvement de latéralité au moment où le bord inférieur de la canule pénètre dans la trachée. On enfonce ensuite la canule, et on retire le poinçon.

J'ai pu m'assurer que le trachéotome ne fait pas facilement de lésions à la trachée en pénétrant dans cet organe. Si on craint que cet accident ne se produise avec la pointe, on peut se servir d'un instrument à pointe mousse; on fait alors une petite incision à la trachée avec un bistouri ordinaire, ce qui permet de s'assurer qu'on a bien réellement ponctionné cet organe; on agrandit ensuite l'incision avec le trachéotome et on continue l'opération comme ci-dessus.

Enfin, si malgré cette dernière disposition, on craint encore que le trachéotome ne blesse la trachée, on peut se servir d'un instrument à extrémité conique et mousse; l'appareil ainsi modifié, n'est qu'un *dilatateur*.

Je n'ai pas eu l'occasion d'essayer sur l'homme ces instruments : mais les expériences que j'ai faites me permettent d'espérer que, malgré quelques difficultés opératoires, ils pourront être acceptés par les praticiens, à cause des avantages qui peuvent en résulter pour le malade. Ces avantages sont les suivants : 1° *L'incision est aussi petite que possible*; or, avec une petite incision, l'affaissement de la trachée est peu marqué; on évite ainsi les accidents asphyxiques avant et après l'ablation de la canule; on évite aussi les accidents qui sont le résultat de l'opération (hémorrhagie veineuse, emphysème, etc.), et la guérison se fait dans les meilleures conditions possibles; 2° *L'introduction de la canule se fait très-rapidement.* Nous avons vu que rien n'est aussi important dans l'opération, (suppression instantanée de l'asphyxie et de l'hémorrhagie.)

Après l'ablation de la canule, il faudra surveiller les malades avec beaucoup de soins, et être toujours prêt à remettre l'instrument s'il survient de la suffocation. Si le premier essai pour enlever la canule a été infructueux, il faudra la laisser en place pendant vingt-quatre heures, ce qui permettra au travail inflammatoire de rendre aux tissus la rigidité nécessaire. Peut-être, serait-il avantageux de badigeonner la plaie avec un liquide irritant afin d'activer l'inflammation.

Les accidents de suffocation sont plus rares depuis qu'on a abandonné les pansements par occlusion. M. Barthez enlève la canule tous les jours aussi longtemps que possible afin que le malade s'habitue à en être privé, et qu'il n'ait pas d'appréhension au moment de l'ablation définitive de l'instrument.

Ces mêmes accidents ont été combattus avec succès au moyen d'une canule pleine et courte, elle maintenait éloignés les fragments des cartilages, et la respiration se faisait facilement par les voies ordinaires. Ainsi la pratique a conduit les médecins à employer un procédé rationnel pour combattre un accident dont on ignorait la nature. Je crois utile d'essayer ce procédé dans certains cas. En employant des canules pleines de plus en plus petites, les voies respiratoires supérieures s'habitueront au passage de l'air, et les malades n'auront plus d'appréhension au moment de l'ablation définitive, on évitera ainsi la suffocation.

Quand le retour des accidents asphyxiques, pendant la convalescence, oblige de remettre la canule, notre dilatateur peut rendre des services. Mais si la plaie s'est trop rétrécie, il faudra suivre le conseil de M. Sanné et employer la canule Burdillat.

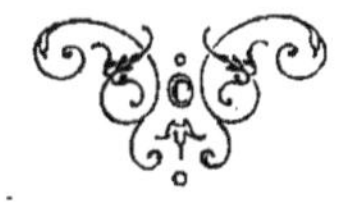